Claude-Suzanne Didierjean-Jouveau



# L'allaitement maternel

*La voie lactée*

jouvence
EDITIONS

**Du même auteur :**

*Pour une naissance à visage humain,* Coll. Pratiques 2000
*Pour une parentalité sans violence,* Coll. Pratiques 2002
*Anthologie de l'allaitement maternel,* 2002

**Collection Pratiques Jouvence**

*Allaiter, c'est bon pour la santé,*
Claude-Suzanne Didierjean-Jouveau, 2003
*Bien communiquer avec son enfant,*
Christel Petitcollin, 2003
*L'allaitement maternel,*
Claude-Suzanne Didierjean-Jouveau, 2003
*Scénario de vie gagnant*, Christel Petitcollin, 2003
*L'enfant végétarien*, Dr Franck Senninger, 2003
*La Communication NonViolente au quotidien*,
Marshall B. Rosenberg, 2003
*Donner du sens à sa vie*,
Rosette Poletti & Barbara Dobbs, 2002
*Pour une parentalité sans violence*,
Claude-Suzanne Didierjean-Jouveau, 2002
*Relaxation et détente des enfants*, Philippe Barraqué, 2001
*Éduquer l'homo « zappiens »*,
René Blind & Michael Pool, 2000
*L'enfant timide*, Marie-France Muller, 1997

CATALOGUE GRATUIT SUR SIMPLE DEMANDE :
ÉDITIONS JOUVENCE
Suisse : CP 184, CH-1233 Genève-Bernex
France : BP 7, F-74161 Saint Julien en Genevois Cedex
Site internet : **www.editions-jouvence.com**
e-mail : info@editions-jouvence.com

*couverture :* illustration, J.-C. Marol
*maquette & mise en pages :* Editions Jouvence


ISBN 978-2-88353-318-9

*A mes garçons, Guillaume, Grégoire et Julien,*
*avec qui j'ai découvert les joies de l'allaitement.*

*A toutes les mères de La Leche League,*
*avec qui j'ai approfondi cette connaissance.*

# Sommaire

# Introduction

Même si, ces dernières années, le taux d'allaitement a bien grimpé, la France reste, avec l'Irlande, la lanterne rouge de l'Europe : 60% des bébés français allaités à la naissance, contre près de 100% en Suède ou en Norvège.

Comment expliquer une telle situation ? Raisons historiques (l'importance de la mise en nourrice aux siècles passés) ? Raisons culturelles (la valorisation de la séparation mère/enfant, censée favoriser l'autonomie de ce dernier) ? Manque de formation des professionnels de santé sur le sujet ? Pour simplifier, on pourrait résumer les choses ainsi : – beaucoup de femmes ne choisissent pas d'allaiter ou abandonnent très vite parce qu'elles ne voient pas l'utilité de l'allaitement au sein ; toute l'information qu'elles reçoivent par les médias et les professionnels de santé leur fait croire que "bien sûr, le sein, c'est ce qu'il y a de mieux, mais le biberon, c'est aussi bien", et les laits en poudre sont maintenant tellement au point, n'est-ce pas ?

– et beaucoup d'autres qui, elles, étaient vraiment motivées pour allaiter, échouent faute de conseils et de soutien adéquats.

C'est pourquoi ce petit livre s'organise en deux parties :

– pourquoi allaiter fait vraiment la différence pour la santé de l'enfant et de la mère ;

– et comment faire pour que ça marche.

Pour approfondir le sujet, il faudra aller voir d'autres ouvrages beaucoup plus complets, notamment le manuel de La Leche League, *L'Art de l'allaitement maternel.*

Mais lire ne suffit pas. Il faut aussi voir faire, pouvoir parler entre mères, échanger ses expériences, ses doutes, ses joies. C'est là qu'interviennent les associations d'information et de soutien(2), qui sont le lieu privilégié d'apprentissage de ce "savoir-faire" qu'est l'allaitement maternel.

# Le lait (maternel) c'est bon pour la santé !

Pendant des siècles, les bienfaits de l'allaitement maternel ont eu la force de l'évidence : les rares essais de nourrir les bébés autrement qu'avec du lait de femme (que ce soit celui de leur mère ou celui d'une nourrice) se soldaient pratiquement toujours par un échec, c'est-à-dire par la mort de l'enfant.

Au cours du XX$^{e}$ siècle, la pasteurisation du lait, les progrès faits dans l'hygiène (eau potable, stérilisation des biberons) et dans la mise au point de substituts du lait maternel, ont pu faire croire, au moins dans les pays riches, que sein et biberon étaient équivalents, voire que le biberon était préférable dans la mesure où il permettait de doser exactement les quantités absorbées par l'enfant et où il bénéficiait d'une "qualité constante". Le discours dominant était – et est toujours en France – que "le sein, c'est mieux, mais le biberon, c'est aussi bien"... et tellement moins contraignant pour les femmes. Ce serait affaire de choix individuel, surtout pas un problème de santé publique.

Pourtant, depuis une vingtaine d'années, les études se sont multipliées (études biochimiques sur la composition du lait maternel et sur les effets *in vivo* et *in vitro* de tel ou tel de ses composants, études cliniques, études épidémiologiques), qui montrent que ce choix n'est pas sans répercussion sur la santé à court, moyen et long terme(3).

On peut dire sans se tromper que, comme les vaccinations, l'alimentation artificielle des nourrissons représente une expérience à grande échelle sur plusieurs générations d'enfants, dont nous n'avons pas fini d'étudier les conséquences.

## *Les avantages à court terme*

Ce sont sûrement les mieux connus du corps médical et du grand public ("le lait maternel, c'est bon à cause des anticorps"). Les études sont très nombreuses et aboutissent toutes à la même conclusion : la mortalité et la morbidité sont bien moindres chez les bébés allaités. Ces derniers risquent 10 fois moins d'être hospitalisés pour une quelconque infection bactérienne sévère.

La différence est particulièrement dramatique dans les pays pauvres où les maladies infectieuses sont responsables de l'immense majorité des morts infantiles, mais c'est aussi vrai chez nous. Citons par exemple une étude qui montre que dans les pays développés, les enfants allaités ont un taux de **maladie diarrhéïque** trois fois moins élevé, et un taux de gastro-entérite sévère à rotavirus cinq fois moins élevé(4). Même dans nos pays, l'allaitement maternel reste le meilleur moyen de prévention envers l'entérocolite ulcéronécrosante des prématurés : cette maladie est 20 fois moins fréquente chez les bébés allaités.

La protection est également très nette en ce qui concerne les **maladies respiratoires**, que ce soit les pneumonies ou les affections ORL (rhinites, pharyngites, laryngites et otites) qui empoisonnent les premières années de tant d'enfants. C'est ainsi que les otites seraient trois fois moins fréquentes chez les enfants allaités(5).

Ce sont bien sûr les fameux anticorps qui expliquent cet effet protecteur. Rien que pour les immunoglobulines A, on estime qu'un enfant entièrement nourri au sein reçoit en moyenne 0,5 g/kg de poids corporel d'IgA secrétoires par jour, soit environ *50 fois la dose de globuline* administrée à un malade hypoglobulinémique ! De plus, il est désormais évident qu'il existe un cycle broncho-mammaire et entéro-mammaire qui permet la production d'*anticorps spécifiques chaque fois qu'un germe pathogène pénètre dans l'organisme maternel*, anticorps qui se retrouvent dans le lait que reçoit le nourrisson(6).

## *Les avantages à long terme*

Il s'agit là d'un domaine plus controversé. Autant le corps médical reconnaît le rôle anti-infectieux du lait maternel, autant il a du mal à admettre que l'allaitement puisse faire une vraie différence pour la santé de l'enfant et de l'adulte. Et pourtant, comment ne pas voir que les avantages à court terme ne peuvent pas ne pas engendrer des effets à long terme ? On sait par exemple que des otites à répétition peuvent finir par endommager l'audition de l'enfant. Si l'allaitement réduit la survenue des otites, il devient évident qu'une population d'enfants allaités bénéficiera d'une meilleure audition.

De fait, ces dernières années, les études de ce genre se sont multipliées. C'est ainsi qu'une équipe de chercheurs italiens

(Pisacane *et al*) s'est successivement intéressée à l'appendicite, la sclérose en plaques, les anémies, l'ablation des amygdales, montrant à chaque fois un net avantage en faveur des enfants allaités.

Les enfants allaités auront moins besoin de traitements orthodontiques, car la succion du sein entraîne un meilleur développement des muscles faciaux, des **mâchoires** et des dents que la prise du biberon[7].

Ils seront moins sujets au **diabète**, notamment au diabète insulinodépendant pour lequel on connaît maintenant le rôle des protéines de lait de vache dans le déclenchement des processus auto-immuns.

Ils risquent moins de souffrir d'**obésité**. En effet, d'après M.F. Rolland-Cachéra, chargée de recherche à l'Inserm, l'augmentation de l'obésité chez l'enfant ces dernières années, serait due à un déséquilibre entre protéines et lipides dans l'alimentation infantile. Les protéines augmentent les facteurs de croissance qui stimulent la multiplication de toutes les cellules, y compris les précurseurs des adipocytes (cellules graisseuses), alors que les lipides mettent au repos cette multiplication cellulaire pendant les premières années de la vie. Or le lait maternel est très gras (environ 55% de lipides contre seulement 7% de protéines) et sa composition est parfaitement adaptée aux besoins des premiers mois[8].

Très récemment, de nombreuses études se sont intéressées au rôle de l'allaitement dans la **maturation cérébrale.** On sait que le petit d'homme se caractérise par un développement particulièrement rapide et important du cerveau, et le lait de femme est adapté à cette particularité de notre espèce, grâce à son taux élevé en lactose et en acides gras polyinsaturés à longue chaîne. Une équipe australienne a ainsi mis en évidence le rôle du DHA, un de ces acides gras[9].

En ce qui concerne les **cancers**, depuis l'étude de Davis parue dans le *Lancet* en 1988 et qui avait fait l'effet d'une bombe, les études se sont multipliées. Citons par exemple une étude[10] récente qui montre que l'allaitement diminue le risque de développer un lymphome avant l'âge de 15 ans, et ce d'autant plus si l'allaitement a duré plus de 6 mois.

Une des explications serait que les propriétés anti-infectieuses du lait maternel entraîneraient moins d'infections, qui ont été données comme cause possible de certains cas de lymphomes. D'autres études ont montré un risque réduit pour la maladie de Hodgkins et pour la leucémie.

Pour ce qui est de la prévention des **allergies**, le rôle de l'allaitement est et reste controversé. Mais une étude sur le sujet[11], qui a suivi plus de 200 enfants finlandais pendant 17 ans, a conclu que le mode d'alimentation infantile joue un rôle plus net que l'hérédité dans le développement des allergies. A 17 ans, elle a trouvé 8% d'atopie "substantielle" (manifestations allergiques concernant plus d'un organe) chez les jeunes du groupe I (allaités plus de 6 mois), 23% dans le groupe II (allaités entre 1 et 6 mois) et 54% dans le groupe III (allaités moins d'1 mois ou pas allaités du tout) !

Ajoutons "en vrac" que l'allaitement est également connu pour ralentir l'évolution de la maladie coeliaque, protéger de la maladie de Crohn et des colites ulcéreuses, réduire le risque de hernie inguinale, améliorer la minéralisation osseuse, faciliter la maturation sexuelle : une neuro-hormone, la Gnrh, synthétisée par le sein allaitant, aurait une influence sur le développement des organes sexuels, voire sur la mise en place du système cérébral commandant le comportement sexuel[12].

Arrivés là, on pourrait se poser la question : si tout cela est vrai, comment se fait-il que les bébés élevés au biberon arrivent à vivre et à grandir ?

N'oublions pas tout d'abord que dans beaucoup de pays, les bébés au biberon n'arrivent justement *pas* à survivre, emportés qu'ils sont par la première diarrhée. Dans les pays riches, les conditions d'hygiène et le pouvoir d'achat leur évitent ce triste sort. Il n'en reste pas moins qu'une augmentation des taux d'allaitement se traduirait chez nous aussi par une *baisse de la morbidité*.

Le but à viser n'est plus seulement la survie, mais une vie meilleure, dans un état de santé meilleur, et ce dès la naissance. La qualité de vie n'est-elle pas diminuée si à 2 ans, on a déjà eu six rhino-pharyngites et quatre otites ? Ne vaudrait-il pas mieux les avoir évitées ?

# L'allaitement c'est bon (aussi) pour la santé des femmes !

Qui n'a pas entendu une fois ou l'autre : "Je ne veux pas allaiter, j'ai peur d'abîmer ma poitrine", ou : "On m'a dit que je risquais de me décalcifier si j'allaitais", voire : "Je veux faire un régime juste après l'accouchement, alors je n'allaiterai pas".

Mythes, fantasmes, réalités ? Comment, dans les faits, la femme vit-elle l'allaitement, dans son corps et dans son psychisme ?

## *Sacrifice, esclavage ou enjeu féministe ?*

La façon dont on a, au cours de l'Histoire, parlé de l'allaitement du point de vue des femmes, a toujours été tributaire de la vision de la maternité dominante à l'époque.

Quoi de commun, à première vue, entre l'idéologie traditionnelle où la femme ne peut se réaliser que dans la maternité, et où l'allaitement est vu comme un **sacrifice** nécessaire, et une certaine idéologie féministe qui a assimilé la maternité – et bien sûr l'allaitement – à un **esclavage** ?

Pourtant ces deux visions se rejoignent sur un point essentiel : l'allaitement serait pour la femme une **contrainte** épuisante. Acceptée dans le premier cas, rejetée dans le second.

C'est encore, ne nous y trompons pas, le discours dominant chez nous. A savoir : le lait maternel est plein d'avantages pour le bébé, alors faites un effort... Mais si c'est trop pour vous, n'hésitez pas, passez au biberon, c'est aussi bien...

Il est d'autres pays – en particulier les pays scandinaves – où la maternité et l'allaitement ont été intégrés aux combats féministes, où les femmes ont refusé de se laisser amputer de cette part si importante d'elles-mêmes, et où, comme par hasard (?), les taux d'allaitement dépassent les 90%.

En fait, plus les recherches s'affinent, plus l'on s'aperçoit que si l'allaitement est bon pour l'enfant, **il est bon également pour la mère**, que ce soit sur un plan physiologique ou psychologique.

## *Le lait et le sang*

Il est maintenant bien connu que la tétée précoce et les contractions utérines qu'elle provoque, diminuent énormément les **risques d'hémorragie** et aident l'utérus à reprendre plus vite sa taille, sa forme et sa tonicité. Ceci est encore plus important pour une femme qui a subi une césarienne.

A plus long terme, on sait que l'allaitement entraîne une **aménorrhée** plus ou moins longue, qui bien sûr favorise l'espacement des naissances, mais réduit aussi le risque d'**anémie**.

On mesure mieux dans ces conditions la catastrophe que représente pour les femmes (et pas seulement pour les bébés) le déclin de l'allaitement maternel dans les pays du Tiers-Monde : en l'absence de contraception, ces femmes se retrouvent subir des maternités rapprochées (souvent une par an, au lieu d'une tous les deux ans et demi en moyenne), dans un état de malnutrition et d'épuisement extrême.

## *Je ne veux pas de seins qui pendent !*

Dans une société qui met l'accent sur la beauté du corps et le sein érotisé, les femmes (et leurs compagnons !) craignent souvent de voir leurs seins déformés par l'allaitement. D'autant que les rares scènes d'allaitement diffusés par les médias sont très souvent celles de mères africaines aux seins flasques et pendants, vivant dans des zones où sévit la famine (ce qui, par la même occasion, associe l'allaitement à l'exotisme et/ou la misère...).

Pourtant tous les spécialistes s'accordent à dire que ce qui abîme les seins, ce sont les changements brusques de volume, donc essentiellement l'accroissement en début de grossesse, un engorgement les premiers jours ou un sevrage brutal.

Pour éviter cela, une bonne conduite de l'allaitement avec mise au sein précoce, tétées nombreuses les premiers jours et sevrage en douceur, est primordiale. Et, surtout dans le cas de seins lourds et volumineux, un bon soutien-gorge, qui soutienne sans comprimer.

### *Maigrir, grossir...*

Après l'accouchement, si la mère surveille le poids de son bébé pour vérifier qu'il grossit bien, elle est aussi attentive au sien. Avec l'objectif inverse : retrouver rapidement sa taille d'antan. Qu'en est-il quand elle allaite ?

Le Dr Sachet, médecin nutritionniste à l'hôpital Bichat, responsable de la consultation de nutrition de la femme enceinte, nous dit : *"La période d'allaitement est idéale pour perdre un peu de poids. Vous avez pendant votre grossesse stocké un certain nombre de kilos de graisse qui ont servi au cours des trois derniers mois à fournir de l'énergie – à vous et à votre bébé – et à préparer une réserve pour l'allaitement.*

*Ces deux à quatre kilos de graisse qui vous font horreur au retour de clinique vont être 'mobilisés' en deux à trois mois pour fournir chaque jour entre 200 et 300 calories (la moitié de ce qui est nécessaire pour fabriquer le lait de votre enfant)".*[13]

L'allaitement va donc permettre de maigrir en douceur[14]... à condition de ne pas manger comme quatre ! En effet, comme la femme enceinte, la femme qui allaite utilise mieux sa ration alimentaire, et les apports recommandés sont sans doute surestimés. Aussi, si sous prétexte qu'elle produit du lait, la femme se gave sans restrictions de chocolat, gâteaux, etc., elle pourra avoir du mal à perdre du poids, surtout si dans le même temps, elle a restreint son activité physique.

## *Allaitement et cancer*

Contrairement à certaines idées encore répandues dans le public selon lesquelles l'allaitement pourrait "donner" le cancer du sein, voire le transmettre à l'enfant (!), toutes les études récentes montrent au contraire que l'allaitement contribue à protéger la mère contre le cancer de l'ovaire et celui du sein. Il semblerait que l'allaitement puisse diminuer de près de moitié les risques de cancer du sein ; plus longue serait la durée totale d'allaitement, meilleure serait la protection (le risque serait réduit des deux-tiers pour celles qui auraient allaité en tout six ans et plus)[(15)].

Les mécanismes en jeu ne sont pas encore bien élucidés. Il se pourrait que le lait contienne des substances pouvant protéger les tissus mammaires des agressions de l'environnement. L'allaitement aurait un effet de drainage sur les sécrétions accumulées au cours des années. Enfin l'on pense que les changements continuels du taux d'œstrogènes, que connaît la femme lorsqu'elle n'est ni enceinte ni allaitante et a ses cycles menstruels, sont un facteur de risque pour le cancer du sein.

Mais je voudrais faire une mise en garde. On parle ici **de facteur possible de protec-**

**tion, non de garantie à 100%.** De même qu'un bébé allaité peut avoir une otite, même si l'on sait que le risque en est énormément réduit, de même une femme qui allaite ou a allaité – même longtemps – peut avoir un cancer du sein. Et si elle est en train d'allaiter, il se peut malheureusement que ce fait masque, aux yeux des professionnels de santé qu'elle va rencontrer, l'éventualité d'un cancer. Donc en cas de doute, il est important de demander une investigation approfondie, la même qu'on ferait en absence d'allaitement. Les examens (mammographie, échographie...) seront alors réalisés après une tétée, et interprétés si possible par un praticien habitué aux clichés pris sur un sein lactant.

## *Et la décalcification ?*

Une autre inquiétude des femmes, c'est que l'allaitement entraîne une décalcification durable pouvant faire plus tard le lit de l'**ostéoporose**. En fait une étude récente, faite sur des femmes ayant allaité jusqu'à 9 mois, a montré un retour à une densité osseuse normale un an après le sevrage(16). D'autres études, portant sur des femmes ménopausées ayant allaité plusieurs enfants, ont montré que la densité osseuse augmentait avec chaque enfant allaité, et que ces femmes avaient moins de fractures que la moyenne[17].

## *Quelques autres pistes*

Une étude a montré que l'allaitement pourrait avoir un rôle préventif des **infections urinaires**, non seulement chez le bébé allaité mais aussi chez la mère allaitante. Une autre étude faite sur des rates chez lesquelles on avait artificiellement provoqué une **endométriose**, a montré que celles qui ensuite allaitaient, voyaient l'implant se réduire considérablement.

Il existe d'autres maladies chroniques dans lesquelles les modifications hormonales de la grossesse provoquent une rémission des symptômes. Si la femme allaite, très souvent la période de rémission s'étend sur plusieurs mois (deux à huit mois) après la naissance du bébé. C'est notamment le cas de la **polyarthrite rhumatoïde, du lupus et de la sclérose en plaques**.

De même, certaines mères **diabétiques** observent une nette rémission pendant l'allaitement, qui peut durer des années.

Il est fort possible qu'on découvre dans les années qui viennent d'autres bienfaits de l'allaitement pour la mère. La littérature sur le sujet a beaucoup augmenté récemment, tout simplement parce que des chercheurs s'y sont intéressés : on ne trouve que si on cherche !

## *Si l'on ne veut pas allaiter*

Je ne voudrais pas finir cette revue des aspects physiologiques de l'allaitement pour la femme, sans dire un mot des problèmes posés par l'administration systématique de Parlodel comme "coupe-lait". Il peut provoquer des vertiges allant jusqu'à la perte de conscience (d'après une organisation américaine de consommateurs , il serait peut-être impliqué dans treize décès) ; il provoque une stimulation ovarienne pouvant entraîner une nouvelle grossesse ; enfin, il est loin d'être efficace à 100% pour ce qui est de bloquer la lactation. Il semble donc plus judicieux d'agir comme les sages-femmes hollandaises qui se contentent de ne pas mettre le bébé au sein et de surveiller un éventuel engorgement.

## *Une dimension de la sexualité féminine*

Pour beaucoup de femmes qui l'ont vécu, l'allaitement fait partie intégrante de leur vie sexuelle. Il est la continuation de la grossesse.

Il les a aidées à tisser les premiers liens avec l'enfant et à le materner jour après jour[18]. Il leur a donné un sentiment de force, de puissance, de compétence, de plénitude... qui fait peur à beaucoup ! A commencer par le père, qui peut se sentir exclu de cette relation si spéciale qui semble combler sa compagne affectivement et sensuellement. C'est alors au couple à réfléchir à sa relation et à la place que prend l'enfant entre eux deux.

# Comment faire pour que “ça marche” ?

La raison principale des si nombreux échecs d’allaitement dans notre pays est simple : l’allaitement, comme beaucoup d’activités humaines, est un **art d’imitation**, qui nécessite d’avoir sous les yeux des modèles à imiter. Or chez nous, la femme qui accouche de son premier bébé a très peu ou pas du tout vu de bébés au sein. Que ce soit des bébés “en chair et en os” ou des représentations graphiques, pour un bébé allaité, elle aura vu cinquante bébés au biberon dans son entourage, dans les films, publicités, photos de magazine, affiches, albums pour enfants, etc.

Ce manque de modèles d’allaitement et cette domination de la “culture du biberon” sont responsables de l’immense majorité des problèmes qui sont cause d'échecs au démarrage :

- mauvaise position du bébé au sein, tenu comme pour lui donner le biberon, ce qui engendre douleurs de mamelons, crevasses et engorgements (*voir encadré p.31*) ;
- croyance qu'il faut "vider" les seins, puis attendre qu'ils se "remplissent" (au besoin en sautant une tétée), alors que les seins ne sont pas des récipients comme les biberons (même si ils ont une certaine capacité de stockage, variable selon les femmes), mais des usines qui travaillent "en continu" à la commande du bébé ;
- limitation du nombre et de la durée des tétées pour les faire "coller" au nombre de biberons et au temps que met un bébé à les vider et à les digérer, alors que la composition du lait de femme, par ailleurs très digeste, suppose des tétées nombreuses et rapprochées ;
- don de biberons de complément, qui interfèrent avec la mise en route de la lactation, entraînent un fort risque de confusion sein/tétine (confusion responsable de beaucoup de problèmes de succion) et envoient comme message à la femme qu'elle est de toute façon incapable de nourrir exclusivement et durablement son bébé de son lait.

Tout cela ne fait que refléter l'ignorance de tous (mères, pères, entourage familial, professionnels de santé) de ce qu'est réellement la relation d'allaitement : une relation qui **ne se mesure pas** (rien de plus nocif, fastidieux et angoissant que de peser sans arrêt le bébé, minuter la durée des tétées, compter leur nombre, mesurer leur intervalle...), une relation qui **n'est pas que nourriture**, mais est aussi câlin, contact peau à peau, échange d'odeurs, de paroles, réassurance, portage, bercement, endormissement, etc.

Et les idées fausses ne se limitent pas au démarrage. Tout au long de l'allaitement, l'entourage familial et médical risque de pousser au sevrage à l'occasion du moindre petit problème. Or les cas de sevrage impératif sont rarissimes : on peut allaiter même si l'on a de petits seins, même si l'on a de la fièvre, même si l'on a du diabète, même si l'on est séparée temporairement du bébé, même s'il est prématuré, même s'il est trisomique, même s'il a un ictère, même si l'on a eu une césarienne, même si l'on a des jumeaux, même si l'on est à nouveau enceinte, etc.

On peut continuer à allaiter après la reprise du travail. C'est une possibilité encore trop peu connue, mais qui a grandement satisfait toutes les femmes qui l'ont expérimentée. Le bébé continue à profiter des bienfaits du lait maternel, le lien de la tétée est maintenu, atténuant ainsi le choc de la séparation tant pour la mère que pour l'enfant (*voir plus loin*).

On peut continuer à allaiter au-delà des trois ou six mois fatidiques. Et là, il est important de pouvoir parler avec d'autres femmes qui vivent ou ont vécu un allaitement prolongé au-delà de la norme culturelle en vigueur chez nous (*voir plus loin*).

## Quelques points indiquant une bonne position du bébé au sein

La mère est confortablement installée. Elle ne ressent aucune tension musculaire. Elle ne se penche pas sur le bébé.

Le bébé est “estomac contre estomac”. Son oreille, son épaule et sa hanche sont sur une ligne droite. La mère soutient son sein pouce au-dessus, autres doigts au-dessous, loin de l’aréole.

Elle attend que son bébé ouvre grand la bouche pour le mettre au sein. Elle l’amène au sein d’un mouvement rapide du bras qui le soutient.

Le bébé prend tout le mamelon et autant d’aréole qu’il peut en rentrer dans la bouche. Son nez et son menton touchent le sein pendant la tétée. Ses lèvres sont retroussées sans crispation. Sa langue est en gouttière sous le sein.

# Le manque de lait, mythes et réalités

Avec les douleurs de mamelons, le manque de lait – réel ou supposé – est sans doute la raison la plus fréquemment invoquée pour arrêter l'allaitement.

Pourtant, "dans les sociétés traditionnelles, même les femmes qui vivent dans des conditions d'hygiène défectueuses, qui sont mal nourries et souvent malades, qui accomplissent des tâches physiques exténuantes et chez qui on note le plus grand nombre d'enfants de petit poids de naissance, ont presque toujours du lait. Par exemple, dans le travail collectif de l'OMS sur l'allaitement au sein, on a trouvé que sur un total de 3.898 mères étudiées au Nigéria et au Zaïre, aucune n'était incapable de secréter du lait"(19).

L'insuffisance de la lactation semble être un phénomène réservé aux pays industrialisés et aux groupes socio-économiques favorisés des zones urbaines des pays en développement...

Comment l'expliquer ? Peut-on se satisfaire des raisons invoquant les "conditions de la vie moderne", le "stress de la vie urbaine", le travail des femmes, etc. ?

Il semble en fait que, mis à part un tout petit nombre de causes purement physiologiques, les raisons sont plutôt à trouver dans un manque d'information sur l'allaitement au sein, un manque de connaissance sur ses mécanismes, un manque de confiance en sa capacité à allaiter et un manque de soutien pour surmonter les difficultés des débuts.

## *Quand il y a une cause physiologique*

D'après une expérience clinique limitée dans des pays industrialisés, il apparaît que l'insuffisance de la lactation due à des causes purement physiologiques ne représente au maximum que de 1 à 5% des cas. Des observations faites dans des sociétés traditionnelles semblent indiquer des chiffres encore plus bas(19).

Que recouvrent ces quelques % ?

D'abord des femmes dont la glande mammaire s'est mal développée dès la vie embryonnaire ou à la puberté. Une telle anomalie (qu'on peut soupçonner si les seins, déjà petits, ne changent pas du tout de volume en cours de grossesse) est rarissime et, de plus, souvent unilatérale.

Ensuite – mais c'est là aussi très peu fréquent – des femmes atteintes d'un trouble hormonal important (trouble de l'axe hypothalamo-hypophysaire, en général connu avant la grossesse, car il entraîne d'autres troubles endocriniens).

Il ne faut pas oublier le cas des femmes qui ont subi une intervention chirugicale aux seins. Plus que la chirurgie d'augmentation, la chirurgie de réduction mammaire peut avoir des conséquences sur la lactation. Plus la masse enlevée a été importante, plus la glande mammaire est susceptible d'avoir été lésée. Il est alors presqu'inévitable que des canaux lactifères aient été sectionnés. Et si le mamelon a été déplacé et repositionné, ce sont tous les nerfs et tous les canaux lactifères qui auront été sectionnés. Cela dit, il est impossible de prédire le devenir de l'allaitement, qui est très souvent possible (on voit bien souvent les canaux lactifères se reperméabiliser avec le temps), même s'il pourra être nécessaire de donner des compléments. Le seul moyen de savoir est... d'essayer !

D'autres causes possibles du manque de lait incluent : une grande fatigue ; un stress, un deuil, une dépression sévère ; une hémorragie grave en tout début de lactation ; une maladie de la mère chronique (hypothyroïdie non traitée, diabète non équilibré, anémie sévère) ou aigüe (en cas de fièvre, il est fréquent qu'on mange et boive peu, ce qui peut entraîner une baisse momentanée de la lactation) ; une alimentation gravement carencée en quantité et/ou en qualité, ce qui est rarement le cas en France[20] ; une déshydratation[21] ; une rétention placentaire (par persistance des hormones de la grossesse) ; la prise de certains médicaments (Parlodel® parfois donné en routine, pilule contraceptive contenant des œstrogènes, atropine, diurétiques, certaines tisanes...) ; une nouvelle grossesse.

## *Quand la conduite de l'allaitement est en cause*

Dans l'immense majorité des cas cependant, la cause du manque – réel – de lait n'est pas physiologique, mais tient à une non-compréhension de la base même de la lactation : **la loi de l'offre et de la demande**, qui fait que plus le bébé tète, plus il y a de lait, moins le bébé tète, moins il y a de lait.

Quand une mère manque de lait dans les premiers temps de l'allaitement, c'est très souvent parce qu'elle a suivi les conseils erronés qu'elle a reçus : mise au sein retardée, séparation d'avec le bébé pour la nuit, limitation du nombre des tétées, limitation de la durée des tétées, respect absolu d'un écart minimum entre les tétées, un seul sein par tétée.

Dans la plupart des cas, il suffirait alors de laisser le bébé **téter vraiment à la demande** (à condition qu'elle soit assez fréquente) pour voir la lactation augmenter très rapidement.

Malheureusement, très souvent, dans les cas où le nouveau-né perd trop de poids, ne reprend pas assez vite son poids de naissance, ne prend pas assez de poids, on va dire à la mère : "Vous n'avez pas assez de lait, il faut donner des compléments". **Compléments** qui, en plus de tous leurs effets iatrogènes possibles (confusion sein-tétine entraînant des problèmes de succion et des douleurs de mamelons, risque d'allergie, perturbation de la flore intestinale) **vont accentuer l'insuffisance de la lactation**. En effet, le bébé, "calé" par les compléments, va moins téter, moins stimuler les seins. Moins de lait va être fabriqué, et l'on rentre dans un cercle vicieux rapidement infernal : le bébé, de plus en plus frustré au sein, va réclamer des compléments de plus en plus importants, ira même jusqu'à refuser le sein. Et voilà comment tant de bébés sont sevrés du sein au bout de dix ou quinze jours, sans que la mère comprenne ce qui s'est passé...

## *Quand il y a des problèmes de succion*

L'allaitement étant par définition une relation à deux, les problèmes peuvent également venir du bébé. S'il tète peu et/ou mal, il ne va pas stimuler correctement les seins et les terminaisons nerveuses de l'aréole. Le message enjoignant de faire fabriquer du lait ne va pas bien arriver au cerveau, et l'on peut ainsi aboutir à une insuffisance de la lactation.

Ces problèmes de succion peuvent être là dès la naissance : bébé somnolent, léthargique, hypotonique, parfois suite aux anesthésiques donnés à la mère pendant l'accouchement ; mais aussi bébé hypertonique ; prématurité, post-maturité, retard de croissance intra-utérin ; anoxie, hypoxie ; trisomie, anomalies génétiques ; myasthénie, maladies neuro-musculaires ; pathologies de la bouche.

Ils peuvent apparaîtrent en cas d'ictère sévère qui, ainsi que la photothérapie, rend le bébé somnolent, et en cas de muguet important qui peut rendre la tétée douloureuse.

Mais dans la plupart des cas, ils sont malheureusement **créés de toutes pièces** par une conduite inappropriée de l'allaitement. Notamment par le don de biberons de complément qui, chez beaucoup de bébés, vont entraîner une **confusion sein-tétine** : la façon de prendre le biberon et la façon de téter le sein étant complètement différentes, ces bébés, surtout s'ils ne savent pas très bien téter au départ, ne sauront plus du tout le faire après parfois un seul biberon.

Les "bouts de sein" ou téterelles présentent le même risque de confusion sein-tétine. De plus, la bouche du bébé n'étant plus alors en contact direct avec l'aréole, les terminaisons nerveuses de celle-ci sont mal stimulées, le message envoyé au cerveau plus faible, et par conséquent la quantité de lait produite baisse et peut se révéler rapidement insuffisante (selon une étude anglaise, le "manque à gagner" représente de 20 à 60% selon les modèles de bouts de sein).

## *Les fausses alertes*

Pour finir, on peut aussi mentionner tous les cas où la mère et/ou son entourage croient

**à tort** à une insuffisance de la lactation. Il est bien sûr impossible de les chiffrer, mais à entendre les histoires qui se racontent, ils doivent être relativement nombreux.

Il y a d'abord le bébé qui "réclame" beaucoup, qui voudrait être toujours au sein, qui dort peu, etc. Il se peut que la conduite de l'allaitement soit à revoir, il se peut que ce soit un bébé "aux besoins intenses" ou un bébé qui a un besoin de succion particulièrement développé. Malheureusement, cela va trop souvent être interprété comme le signe que le bébé meurt de faim, et qu'il faut lui donner des biberons...

Beaucoup de mères, ensuite, croient qu'elles n'ont plus de lait quand, une fois l'allaitement bien établi, leurs seins redeviennent souples et moins volumineux, et ne coulent plus entre les tétées. Ce qui est un bon signe d'adaptation et un gain de confort, et non pas une baisse de lait !

Enfin, quand les bébés grandissent, ils ont à certaines périodes des "poussées de croissance" (où ils peuvent prendre jusqu'à deux centimètres en moins d'une journée !) pendant lesquelles ils ont brutalement besoin de plus de lait. Une seule chose à faire alors : leur donner plus souvent à téter, comme ils ne manquent d'ailleurs pas de le demander ! Et ne pas croire qu'on n'a “plus assez de lait”...

De ce qui précède, on peut conclure qu'il est très rare de ne pas pouvoir remédier à une insuffisance de la lactation, même quand la cause en est physiologique. Encore faut-il savoir faire un **diagnostic correct**, apporter des **solutions adaptées** qui remettent l'allaitement sur ses rails, et aussi ne pas être aveuglé par le fait que le bébé est allaité au point de ne pas aller chercher plus loin une pathologie possible. On voit encore trop souvent des bébés qui ne prennent pas de poids, ce dont on rend responsable la quantité ou la qualité du lait de la mère, pour s'apercevoir ensuite qu'une infection urinaire en est la cause...

# Le "mauvais lait" ça n'existe pas !

Commençons par affirmer haut et fort que le "mauvais" lait, ça n'existe pas ! La seule contre-indication totale et définitive à l'allaitement, c'est la galactosémie congénitale, une maladie très rare où le bébé manque d'une enzyme nécessaire au métabolisme du galactose, un composé du lactose, sucre du lait. Et même dans ce cas, c'est le bébé qui a un problème l'empêchant de profiter du lait, et non celui-ci qui est "mauvais".

## *Des goûts...*

Les laits infantiles sont des produits industriels et donc standardisés : sauf accident dans la chaîne de fabrication[22], tel produit de telle marque doit toujours avoir strictement la même composition chimique, le même aspect, le même goût[23].

Ce n'est évidemment pas le cas du lait maternel, qui change de goût au gré des variations de l'alimentation maternelle.

On a longtemps enjoint aux femmes allaitantes d'éviter certains aliments qui "donnent du goût au lait". On sait maintenant que **tous** les aliments donnent du goût au lait, un goût plus ou moins fort selon la quantité de principes volatils contenus dans l'aliment. Dès sa naissance (et même avant, puisque ce qui est vrai du lait maternel l'est aussi du liquide amniotique...), Bébé est invité à la table familiale !

On sait aussi qu'il apprécie ces goûts, même prononcés. On a par exemple demandé à des mères d'absorber des capsules d'ail. Une heure ou deux après, le lait avait une odeur d'ail, mais les bébés, loin de faire la grimace, ont tété davantage et consommé plus de lait ![24]

Sauf intolérance particulière du bébé (par exemple aux protéines du lait de vache), les mères allaitantes n'ont donc aucune raison d'éviter certains aliments. Une alimentation variée, équilibrée, pas trop "trafiquée" et sans abus, est ce qu'il y a de mieux et pour elles et pour leurs bébés.

## *... et des couleurs*

Les changements de couleurs sont moins connus, car le plus souvent on ne s'en aperçoit que si l'on tire son lait.

Ils semblent surtout liés à la présence de colorants alimentaires (naturels ou artificiels) ou de certains médicaments dans la diète de la mère. C'est ainsi qu'une couleur verte peut être due à des boissons contenant un colorant vert, à des algues (surtout en comprimés), à certains types de vitamines...

Même si c'est sans doute perturbant à voir, il n'y a pas d'inquiétudes à avoir pour l'allaitement.

## *La "richesse" du lait*

La composition du lait varie du début à la fin de la tétée, d'un moment à l'autre de la journée, d'une journée à l'autre, d'un mois à l'autre, et même entre le sein droit et le sein gauche ! Les analyses de lait tant prisées dans les années 50 et 60 en sont d'autant plus ridicules...

Cela dit, chez des femmes relativement bien nourries, la composition moyenne du lait reste remarquablement stable, même dans les moments où elles se nourrissent mal.

La seule différence qu'on remarque éventuellement, c'est une teneur plus basse en certaines vitamines.

Les types d'acides gras présents dans le lait de femme varient selon la diète maternelle, mais ce sont des variations normales.

En un mot, il n'y a pas de lait "pas assez riche". Même des femmes mal nourries produisent un lait de qualité pour leurs bébés, et ce n'est que dans les cas de famine et chez des femmes n'ayant aucune réserve que la quantité et la qualité du lait seront affectées.

## *Forme et beauté*

Contrairement à ce qu'on entend dire parfois, il n'y a aucun risque à se faire faire une teinture ou une permanente quand on allaite : les produits utilisés ne se retrouvent pas du tout dans le lait.

De même, il n'y a pas de raison pour se priver d'exercices physiques. Il y a quelques années, on a découvert qu'après des exercices intensifs, la teneur du lait maternel en acide lactique était augmentée, et que les bébés pouvaient moins bien l'accepter. Aussitôt on a enjoint aux femmes allaitantes d'attendre 90 mn pour donner le sein après un exercice physique ! Depuis, cette étude a été critiquée : elle ne faisait pas la différence entre exercices modérés et exercices intenses, et surtout on avait administré le lait aux bébés à l'aide d'un compte-gouttes ; c'était nouveau pour eux et pouvait suffire à expliquer leur "réticence".

On s'accorde maintenant à penser que l'exercice physique est bon pour la femme allaitante comme pour tout un chacun, et qu'il ne présente aucun inconvénient pour le bébé.

## *Ce qu'on met sur le sein*

Même si le lait est bon, le bébé peut se retrouver intoxiqué par les produits appliqués sur les mamelons. Attention donc à ne pas utiliser n'importe quelle crème ou préparation. On se souvient de l'alcool glycériné qui, largement prescrit pour soigner ou prévenir les crevasses, ne faisait que les aggraver (notamment en desséchant la peau) et, cerise sur le gâteau, alcoolisait les bébés en continu...

## *Quelques gouttes de sang*

On a longtemps cru que le lait était du sang "blanchi". Est-ce pour cette raison que la présence de sang “non blanchi” dans le lait fait peur et qu’on craint qu’il ne soit nocif pour le bébé ?

Les causes possibles sont variées. Ce peut être une crevasse qui saigne, ou une rupture de capillaire dans le sein (due par exemple à un usage un peu brutal du tire-lait), ou un papillome dans un canal lactifère.

En tout cas, quelle que soit la cause, cela s’arrange pratiquement toujours tout seul en quelques jours et ne présente aucun problème pour le bébé allaité. Il faut juste savoir que le sang se retrouvera dans ses selles et ne pas s’en inquiéter.

## *Alcool, tabac, etc.*

Ce qui est vrai pour les polluants environnementaux, l’est aussi pour toutes les substances que la mère peut être amenée à ingérer : même pollué, le lait maternel reste le meilleur quand on prend en compte tous les bénéfices de l’allaitement et tous les risques des laits industriels. Une étude récente a par exemple montré que l’effet protecteur de l’allaitement vis-à-vis des infections respiratoires est particulièrement net chez les enfants vivant dans un environnement tabagique.

Une fois ces prémisses posées (prémisses confirmées par toutes les études épidémiologiques), les mères allaitantes ont le droit d'être informées à propos des multiples études faites ces dernières années sur les effets du tabac, de l'alcool, de la caféine, etc., sur le lait et la lactation.

Pour ce qui est tout d'abord du **tabac**, il semble entraîner un sevrage plus rapide, de l'irritabilité chez le bébé, une moindre production de lait, un réflexe d'éjection moins bon. S'il est impossible d'arrêter complètement la cigarette, il est bon de réduire sa consommation – car les effets augmentent avec elle – et de fumer juste après la tétée plutôt qu'avant ou pendant (la quantité de nicotine reçue par le bébé est jusqu'à dix fois plus forte si la mère a fumé juste avant la tétée), si possible hors de présence du bébé.

Une consommation d'**alcool** faible et occasionnelle est compatible avec l'allaitement. Par contre, consommé régulièrement à hautes doses, il peut entraîner : une consommation de lait abaissée (malgré des tétées plus nombreuses) et donc un gain de poids insuffisant, de la somnolence chez le bébé, un moins bon réflexe d'éjection, etc. L'alcool passe rapidement dans le lait, et s'y retrouve à un taux au moins égal à celui trouvé dans le sang de la mère.

En-dessous de cinq tasses de café par jour, la **caféine** ne cause pas de problèmes à la plupart des femmes allaitantes et leurs bébés. Au-delà[25], elle peut entraîner une surstimulation du bébé voire de l'insomnie, des coliques, un taux de fer plus bas dans le lait.

Comme le répète si souvent le Dr Jack Newman, spécialiste canadien bien connu de l'allaitement, il ne s'agit pas d'interdire l'allaitement à toutes les femmes "qui ne seraient pas des saintes" ! Il s'agit simplement d'informer les mères pour qu'elles fassent des choix éclairés, en pesant les avantages et les risques.

# Allaitement et reprise du travail

Le travail des femmes n'est pas un phénomène nouveau. De tout temps, les femmes ont accompli des tâches variées en plus de leur travail domestique (à savoir s'occuper du foyer et des enfants). Mais ces tâches s'effectuaient en général à domicile ou non loin de la maison (travaux des champs). Dans ces cas, le bébé pouvait rester avec sa mère et le travail de celle-ci n'était pas un obstacle à l'allaitement.

Le problème a commencé à se poser quand les femmes sont devenues massivement des travailleurs salariés dont le travail impliquait une absence prolongée de la maison (horaire de travail plus temps de transport souvent très long). Et il est indéniable que le travail des femmes à l'extérieur a été un des facteurs de la désaffection pour l'allaitement maternel au cours du XX$^{e}$ siècle.

## *Qu'en est-il aujourd'hui ?*

Paradoxalement, toutes les études statistiques récentes faites dans les pays industrialisés montrent que l'allaitement au sein est plus fréquent chez les femmes ayant fait des études supérieures et exerçant une profession.

Malheureusement, la plupart de ces femmes vont sevrer leur bébé au moment de la reprise du travail.

Est-ce une nécessité incontournable ? Absolument pas. L'expérience montre qu'il est tout à fait possible de continuer à allaiter tout en travaillant, pour le plus grand bénéfice de l'enfant et de sa mère.

Reconnaissons qu'il s'agit là d'une idée qui va encore à l'encontre de la mentalité dominante chez nous : ici, toute femme qui va voir son médecin avec son bébé d'un mois et lui annonce qu'elle doit reprendre le travail un ou deux mois après, se voit immédiatement proposer un “plan de sevrage”, de telle façon que le bébé soit entièrement au biberon à la reprise du travail.

On comprend que dans ces conditions, beaucoup de femmes – même si elles sont convaincues des bienfaits de l'allaitement maternel – renoncent totalement à allaiter. A quoi bon s'engager dans une telle aventure si c'est pour l'interrompre peu de temps après, ajoutant aux difficultés de la séparation mère-enfant celles d'un sevrage précoce ? D'autant que toutes les petites difficultés qui peuvent survenir au cours d'un allaitement se concentrent justement sur ces 2-3 premiers mois. Etonnons-nous après cela que, pour beaucoup de femmes, l'allaitement n'ait été qu'une suite d'embêtements, sinon pire !

La seule façon de sortir de cette situation, c'est justement de rompre cette équation fatale : reprise du travail = sevrage définitif du bébé.

Il faut qu'on sache – à commencer par le corps médical – que continuer à allaiter en travaillant n'est ni un exploit surhumain réservé à des superfemmes, ni la bizarrerie de quelques marginales.

Le jour où cela sera entré dans les mœurs, on peut espérer que l'allaitement maternel prendra enfin son essor en France, et dépassera pour une majorité de bébés les 2-3 mois fatidiques.

## *Pourquoi le faire ?*

Toutes les raisons qui ont fait préférer l'allaitement maternel à la naissance sont toujours valables quand il a 3 ou 6 mois.

**Le lait maternel reste l'aliment le mieux adapté au bébé** : meilleure digestibilité, meilleure protection contre les risques allergiques, contre les affections ORL récidivantes. Sait-on que "*dans les pays scandinaves, les pédiatres dosent les Ige*[26] *dans le sang du cordon dès la naissance. Si elles sont élevées, ils prennent alors des mesures préventives prolongées (dont) l'allaitement maternel jusqu'à l'âge de six mois*" (Pr Reinert, chef de service de pédiatrie du CHIC de Créteil).

Pour un enfant qui va être gardé, en général à l'extérieur de chez lui – soit en crèche soit chez une assistante maternelle – et va donc se trouver en contact avec beaucoup de germes nouveaux, les anticorps transmis par le lait maternel peuvent faire une grande différence.

**Les bénéfices psychologiques sont aussi très importants**. Et c'est sur eux qu'insistent surtout les femmes qui ont vécu cette expérience. Séparation adoucie pour l'enfant et pour la mère, moindre jalousie entre la mère et la gardienne, joie des retrouvailles/tétée, assurance donnée par ce lien sauvegardé, toutes trouvent à peu près les mêmes mots pour décrire leurs sentiments.

## *Comment le faire ?*

**Le vrai secret de la réussite, c'est tout simplement... de savoir que c'est possible !** Qu'il ne s'agit pas là d'un exploit réservé à quelques hurluberlues ou masochistes, mais d'une possibilité réellement ouverte à toutes les femmes qui le souhaitent. Il est bien sûr important d'être soutenue par son entourage – en premier lieu le père de l'enfant -, par son médecin, et de connaître d'autres femmes ayant vécu ou vivant la même expérience.

Deux petits "secrets" permettent aussi de mettre toutes les chances de son côté. Ils sont très simples, mais peuvent paraître déroutants car ils vont à l'encontre de beaucoup d'idées reçues.

**La première chose est de continuer à allaiter complètement jusqu'à la reprise effective du travail**, sans s'inquiéter si le bébé refuse le biberon ou la cuiller : il l'acceptera de la main de la personne qui le gardera, car il en comprendra alors la nécessité et l'utilité ! On se sera ainsi évité bien des angoisses et des conflits pouvant tourner à l'épreuve de force. Et on aura davantage de garanties que la lactation, bien installée, ne se tarisse pas.

**La deuxième chose est, après la reprise, de continuer à allaiter à la demande dès**

**qu'on a l'enfant avec soi** (matin, soir, nuit, jours de congé, vacances). Le bébé n'a pas besoin d'avoir le même rythme à la crèche ou chez la nourrice, et à la maison. En fait cela l'aidera à bien faire la différence entre "quand je suis avec maman et que je peux téter" et "quand maman n'est pas là et que je ne peux pas téter".

De plus cela permettra de garder un nombre de tétées non négligeable, et ainsi d'entretenir la lactation.

## *Les craintes les plus fréquentes*

La première concerne la "perte" du lait. Il est bien évident que si le bébé tète moins, la mère aura moins de lait. D'où l'intérêt de garder le plus grand nombre de tétées possible quand on est avec le bébé. D'où également l'intérêt – quand c'est le choix de la mère – de tirer son lait pour qu'il soit donné au bébé. Mais de toute façon, le lait ne va pas se "perdre" comme un oued dans le désert : **tant que le bébé tétera, il y aura du lait, même si c'est en moindre quantité.**

La seconde crainte, c'est la **fatigue**. Et souvent l'entourage va appuyer lourdement en mettant systématiquement cette fatigue sur le compte de l'allaitement. Il est vrai qu'il est fatigant d'avoir un travail à l'extérieur et un petit bébé. Mais continuer à l'allaiter ne va pas accroître cette fatigue, bien au contraire. Comme le disait une mère : "Ce n'est certes pas toujours facile, mais l'allaitement nous amène à jeter un autre regard sur les obligations que l'on a, ou que l'on croit avoir, et à reconnaître les priorités. C'est vrai, il faut s'organiser pour s'épargner au maximum les autres tâches, mais c'est une telle joie d'allaiter un bébé que cela efface tout le reste et donne des ailes".

Et puis, cela évite d'avoir à préparer quelque chose de spécial pour le bébé en rentrant à la maison !

Dernière crainte : les **engorgements** et les **écoulements** "intempestifs". Cela peut effectivement se produire les premiers jours, et la mère devra veiller à soulager une tension éventuelle des seins, en tirant peut-être un peu de lait. Mais très vite – et de façon quasi miraculeuse pour qui ne l'a pas vécu -, les seins vont s'adapter à ce nouveau rythme.

Et un dernier petit "truc" pour les "fuites" : il suffit en général d'appuyer fortement sur les seins (par exemple en croisant les bras) dès que ça commence à "picoter", pour empêcher le lait de couler.

Il est évident que plus les circonstances sont favorables, plus il sera facile de concilier travail et allaitement : bébé plus âgé, horaires réduits et/ou flexibles, temps de transport court, bébé gardé près du lieu de travail. Et il est clair également que des dispositions légales telles qu'un congé de maternité plus long, le développement du temps partiel, des horaires à la carte, des crèches sur le lieu de travail, amélioreraient grandement la situation.

Mais le message à faire passer est que, même dans des circonstances moins favorables, il est possible de poursuivre l'allaitement.

Alors de plus en plus de femmes pourront dire comme cette mère du Havre : “Ce n'est pas fatigant. Au contraire, cela m'aide à supporter ces séparations, car je sais que lui et moi, on a ce petit jardin à nous, cette relation privilégiée que même l'absence ne peut ternir”.

# Pour les solides, y a pas le feu !

C'est dans les années 60 et 70 que l'on a poussé le plus loin l'introduction précoce des solides : dès 2 mois, les bébés avaient droit non seulement aux bouillies, mais aussi aux fruits, aux légumes et à la viande. Stimulés autant par les médecins que par les industriels désireux de vendre leurs petits pots, les parents semblaient engagés dans une course folle à qui mettrait le plus tôt possible une cuillère dans la bouche de son bébé.

Même si l'on est aujourd'hui moins pressé (d'ailleurs, depuis un arrêté du 17 avril 1998, les aliments pour bébés doivent porter la mention "à partir de 4 mois"), la France reste, d'après le Pr Voyer, "le pays d'Europe où la diversification de l'alimentation est la plus précoce".

Or, toutes les études récentes le montrent, une diversification alimentaire précoce non seulement est inutile, mais peut être nuisible.

### *Inutile...*

Les partisans de la diversification précoce avancent généralement deux arguments en sa faveur : la formation du goût et la croissance harmonieuse de l'enfant.

Pour le premier point, on sait que contrairement aux bébés nourris au biberon pour lesquels c'est tous les jours "plat unique", les bébés allaités bénéficient dès le début d'une diversité de goûts, puisque le lait change de goût selon ce qu'a mangé la mère dans les heures précédentes. Pour eux, la formation du goût est donc bien assurée !

Sur le second point, les experts internationaux sont à peu près tous d'accord pour dire que le lait maternel couvre sans problème les besoins nutritionnels du bébé pendant les six premiers mois. En fait certaines études vont même plus loin, en affirmant que "la plupart des enfants allaités par une mère en bonne santé n'ont pas besoin de suppléments pendant la majeure partie de leur première année pour avoir une croissance satisfaisante"[27].

Et l'expérience de nombreuses mères dont les bébés ont refusé les solides bien après 6 mois, est là pour conforter cette analyse.

Il est vrai qu'il arrive que les bébés allaités exclusivement ou partiellement après 6 mois "décrochent" des courbes de croissance qu'on trouve dans les carnets de santé, ce qui inquiète parents et médecin. En fait, ce n'est pas la croissance de ces bébés qui est mauvaise, mais les courbes qui sont fausses ! L'Organisation Mondiale de la Santé élabore actuellement de nouvelles courbes, qui devraient être bientôt publiées.

### *... et nuisible*

Introduire trop tôt les solides, cela consiste à remplacer un aliment parfait – le lait maternel – par quelque chose de qualité inférieure, plus coûteux en argent et en temps de préparation, pouvant être contaminé (notamment dans le Tiers-Monde, avec les problèmes d'eau non potable) et engendrer des infections microbiennes et des diarrhées.

D'autre part, les allergologues sont maintenant tous d'accord pour conseiller une diversification alimentaire tardive (au-delà de 6 mois), car plus l'on introduit tôt un aliment, plus le risque d'intolérance voire d'allergie vraie est grand. Ils conseillent d'attendre un an pour certains aliments : œufs, poisson, arachide, jus de fruits, fruits exotiques, arômes et additifs divers, farines contenant du gluten...

Une récente étude portant sur plus de 500 enfants anglais sur sept ans a montré que la prévalence des pathologies respiratoires était d'autant plus grande que l'allaitement avait été court *et que les solides avaient été introduits tôt* (28).

Enfin, pour la mère, retarder l'introduction des solides, c'est généralement repousser la reprise du cycle menstruel, ce qui a un intérêt certain pour sa santé (moins de pertes de sang et donc de fer, diminution du risque de cancer du sein et des ovaires...).

## *Comment faire ?*

Qu'observe-t-on quand on attend tranquillement que l'enfant manifeste son désir de goûter autre chose que le lait maternel ? Cela se passe souvent vers le milieu de la première année (mais cela peut tarder sans qu'on ait à s'en inquiéter, si l'enfant semble par ailleurs être en bonne santé et n'est pas anémié). A cet âge :

– l'appareil digestif a mûri et devient capable d'absorber toute une gamme d'aliments,

– la “barrière” de la muqueuse intestinale s’est développée, ce qui réduit les risques d’allergie alimentaire,

– la sécrétion de salive augmente et aide l’enfant à avaler des aliments de consistance épaisse,

– la coordination musculaire s’est améliorée : la langue peut transférer à peu près les aliments solides de l’avant à l’arrière de la bouche,

– le contrôle des mouvements de la tête s’est amélioré, le bébé tient assis, peut se pencher en avant, détourner la tête pour dire qu’il n’a plus faim ; il commence à bien tenir les objets entre le pouce et les autres doigts et peut les diriger vers sa bouche sans craindre de s’éborgner...,

– les dents commencent à apparaître.

Pour autant, si l’on ne fait pas le forcing, les solides peuvent rester longtemps des “à-côtés” du lait, qui complètent et non remplacent l’allaitement. Dans ce cas, la part la plus importante de l’alimentation sera toujours fournie par le lait, l’enfant se contentant d’explorer les aliments à son rythme, goûtant un fruit tel jour, machouillant une croûte de pain le lendemain. Et un jour, les solides prendront le pas sur le lait, sans qu’on n’ait jamais eu besoin de se battre avec un bébé rétif à se laisser "gaver", sans batailles autour de la nourriture, sans longues préparations spéciales pour bébé et sans achat de petits pots.

Là aussi, on aura respecté les besoins de l'enfant, son rythme de développement, lui donnant le sentiment d'être un individu maître de son corps, libre de choisir ses aliments(29) et prêt à partager la table familiale.

## *L'avis des allergologues*

*"Il n'existe aucun argument médical pour donner autre chose que du lait maternel ou en poudre avant l'âge de six mois".*
Professeur Dutau, CHU de Toulouse.

Cité dans "*Allergie à l'arachide, des vies empoisonnées*", Que Choisir, février 1999.

## *L'avis des pédiatres*

Dans un texte bizarrement passé inaperçu et qui gagnerait à être plus connu, le Comité de nutrition de la Société française de pédiatrie déclare notamment :

*"(...) Chez les enfants des milieux favorisés dont l'allaitement maternel est poursuivi au-delà de l'âge de 1 an, le lait de femme reste une source prépondérante de protéines, représentant*

*80% de l'apport à 6 mois, 50% vers 9 mois, et 20% à 1 an (...) La croissance pondérale moins rapide des enfants nourris au sein, qui aboutit à une différence de près de 600 g à 1 an, apparaît donc liée au fait qu'ils stabilisent d'eux-mêmes leur consommation énergétique à un niveau plus faible. L'introduction d'aliments de complément n'affecte pas cette autorégulation, l'énergie fournie en supplément provoquant une réduction compensatrice de la consommation de lait. Les nourrissons dont l'allaitement maternel est prolongé déposent par ailleurs moins de graisses dans leurs tissus (...) Juger la croissance des nourrissons au sein d'après les courbes disponibles pourrait faire croire que leurs apports sont insuffisants, alors que ce sont les références actuelles qui sont inadaptées à ce mode d'alimentation (...) Il ne s'agit donc pas de redouter une carence protéique liée à la consommation exclusive de lait de femme, risque inexistant avant 3 mois, et même avant 6 mois (...) Dans les pays industrialisés, l'allaitement maternel exclusif permet un développement normal au moins jusqu'à 6 mois".*

"*Besoins en protéines des nourrissons et des enfants en bonne santé*", Arch Pédiatr 1997 ; 4 : 373-382.

# Il tète encore ?!

A lire toute la littérature (qu'elle soit médicale ou psychologique) parlant d'allaitement, il semblerait qu'il y ait un âge impératif pour le sevrage au-delà duquel continuer à allaiter serait au mieux inutile, au pire nuisible à l'enfant.

Les raisons invoquées pour cette limitation sont soit nutritionnelles (au-delà de tel âge, le lait maternel deviendrait inutile et/ou insuffisant) soit psychologiques (risque de fusion pathologique empêchant l'enfant de grandir).

La limite varie selon les auteurs (3 mois pour les uns, 6 mois pour les autres, 9 mois, voire 12 mois pour les plus audacieux...), mais **toujours il y a une limite à ne dépasser sous aucun prétexte.**

Et pourtant... On sait bien qu'autrefois, les enfants étaient allaités jusqu'à 2, 3 ou 4 ans. Dans beaucoup de cultures, ils pouvaient même continuer à avoir accès au sein jusqu'à un âge bien plus avancé : jusqu'à 12 ans, par exemple, dans les civilisations précolombiennes et chez les Esquimos.

Encore à l'heure actuelle, l'âge moyen du sevrage varie énormément selon les endroits. En Afrique, en Asie, en Amérique latine, même si malheureusement la fréquence et la durée de l'allaitement diminuent dramatiquement, il est toujours courant de voir des bambins de un ou deux ans téter le sein de leur mère. Même en Occident, des pays comme l'Australie ou la Suède se distinguent par une durée moyenne d'allaitement dépassant de loin les trois mois fatidiques qui sont la norme chez nous.

## *Pourquoi continuer ?*

La réponse la plus simple à apporter à cette question, tient dans une autre question : pourquoi arrêter ? Et il est vrai que si l'on parle avec des mères allaitant ou ayant allaité des bambins, beaucoup disent que si elles ont continué à allaiter, c'est parce qu'elles ne voyaient pas vraiment de raison d'arrêter, et que cela s'est fait petit à petit, jour après jour, sans plan préétabli. Beaucoup même, la première fois qu'elles avaient vu un bambin téter, avaient été choquées et s'étaient dit que jamais elles ne feraient une chose pareille...

Au-delà de ce simple bon sens ("je continue parce que ni l'un ni l'autre, nous n'avons envie d'arrêter"), il est quand même bon d'avoir quelques arguments pour répondre aux interrogations de l'entourage et, parfois, à ses propres doutes.

## *Les avantages pour la santé de l'enfant*

En fait la recherche médicale, quand elle s'intéresse au sujet, montre qu'il y a vraiment un intérêt nutritionnel à allaiter au-delà d'un an.

Contrairement à ce qu'on lit trop souvent, le lait maternel continue tout au long de l'allaitement à être pour l'enfant un **aliment de premier choix**, lui apportant protéines, graisses, calcium et vitamines. Une étude sur plus de 2000 enfants chinois a montré que leur taille et leur poids étaient d'autant plus grands qu'ils avaient été allaités plus longtemps (62% l'avaient été plus de 12 mois).

Les **facteurs immunologiques** continuent eux aussi à être présents et à protéger l'enfant. On a même montré que leur concentration augmente dans le lait à mesure que l'enfant grandit et tète moins.

Enfin, plus l'introduction des produits laitiers et autres **allergènes courants** est tardive, moins est grand le risque de réaction allergique.

En fait, depuis que dans les recherches médicales sur les effets de l'allaitement, on s'intéresse à sa durée, on s'aperçoit que ces effets sont "dose-dépendants", c'est-à-dire en proportion directe avec la quantité de lait maternel consommée. Pour certaines affections, la protection à long terme est d'autant plus importante que l'allaitement a duré longtemps. Pour d'autres, la protection n'apparaît **que** s'il a duré un minimum de temps (c'est le cas des allergies).

Les avantages pour la **santé de la mère** (*voir plus haut*) sont eux aussi d'autant plus importants que la durée totale d'allaitement est longue. Pour ce qui est du cancer de l'utérus, par exemple, une étude de 1995 a montré qu'allaiter plus de douze mois par grossesse diminuait le risque de plus de moitié, comparé à un allaitement de zéro à trois mois.

## *Les avantages psychologiques*

Les bénéfices psychologiques de l'allaitement prolongé ont été beaucoup moins explorés, et l'on trouve plus souvent, malheureusement, des écrits sur les risques à allaiter longtemps.

Il suffit pourtant d'écouter les mères de bambins allaités (et quand ils parlent, d'écouter les bambins eux-mêmes !) pour connaître ces bénéfices.

Il est tout d'abord évident que le **besoin de succion** persiste bien au-delà de la première année. Il n'est que de voir le nombre d'enfants suçant leur pouce, une sucette, un "doudou", ou prenant un biberon, et ce bien au-delà de l'âge auquel les enfants se sèvrent généralement du sein ! Pourquoi cette indulgence amusée pour l'enfant qui suçotte sa couverture, et ce regard scandalisé pour celui qui vient se réconforter au sein de sa mère ? Evidemment, le premier est considéré comme plus "autonome" puisqu'il se débrouille tout seul, se satisfaisant d'un objet à la place d'une relation avec un être humain...

Il y a ensuite le **réconfort**. Quand on est malade, quand on est triste, quand on s'est cogné au coin de la table, quel merveilleux moyen de se consoler que d'aller se nicher entre les seins de maman !

Et puis tout simplement, le **plaisir**, l'envie de faire un câlin. Quand on est une petite personne trottinante qui découvre le monde et n'arrête pas une seconde, cela fait du bien (et à maman aussi !) de se poser un peu, d'avoir ces moments de calme, de douceur, que sont les tétées.

Et quand maman travaille et qu'on ne l'a pas vue de la journée, quel bon moment pour tous les deux que la "tétée de retrouvailles".

Citons enfin l'un des rares "psy" qui soit sans réserve pour l'allaitement long, Alexander Lowen, le père de la bio-énergie :

*"La difficulté, là encore, consiste à définir le "normal". Dans une civilisation qui renonce à l'allaitement naturel ou qui se limite aux trois, six, neuf premiers mois, le développement "normal" d'un enfant passe en effet par toutes les phases dont nous venons de parler : frustration – colère – perte. Mais les nourrissons qui ont accès au sein maternel au gré de leurs besoins et aussi longtemps qu'ils le désirent, ceux-là ne passent pas par ce stade de 'rapacité insatiable, fantasmes destructeurs, pulsions d'agressivité' dirigées contre cette source de plaisir. Si l'enfant l'a à sa disposition pendant environ trois ans, ce qui est à mon avis le temps requis pour combler ses besoins fondamentaux, le sevrage ne provoque alors guère de traumatisme puisque la perte de ce plaisir est contrebalancée par les nombreux autres plaisirs que l'enfant découvre à ce moment-là".* (in *La Dépression nerveuse et le corps*).

Encore faut-il que la **façon de sevrer** ne vienne pas détruire tous les effets positifs de l'allaitement long. On connaît des peuples où certes on allaitait longtemps, mais où le sevrage, conçu comme un rite de passage, était particulièrement brutal. Il y a quelques années, dans une émission de radio sur France-Culture, j'ai entendu dire que les modalités de sevrage pouvaient être très différentes d'une ethnie africaine à une autre. Dans les sociétés plutôt guerrières, on ne revenait pas dessus, même si l'enfant pleurait. Chez les Woloffs par exemple, l'enfant était emmené "un beau matin" par le père chez quelqu'un d'autre, dans un village voisin, où on lui donnait de la nourriture, du pain. Dans d'autres ethnies au contraire (qui pouvaient être très proches géographiquement des premières), le sevrage était plus progressif. Si l'enfant était trop triste, la mère pouvait revenir sur sa décision et lui redonner le sein pendant quelques semaines, voire quelques mois.

On ne sait si c'est le mode de sevrage qui engendre une société guerrière, ou si c'est la société qui volontairement endurcit ses futurs guerriers par un arrachage brutal du sein maternel, puis, plus tard, par une initiation souvent traumatisante. Ce qu'on sait en tout cas, c'est qu'il y a bien assez de guerriers comme ça dans le monde actuel...

## *Pourquoi est-ce parfois si problématique ?*

Faire quelque chose qui n'est pas dans la norme culturelle de la société où l'on vit, n'est jamais confortable. Et ceci pour deux raisons principales.

Tout d'abord le **manque de modèles** auxquels se référer. Où trouver d'autres mères vivant ou ayant vécu la même expérience ? Avec qui partager ses joies, mais aussi ses inquiétudes et ses interrogations, sans être aussitôt taxée de mère abusive et fusionnelle ?

Heureusement il existe les réunions de La Leche League, qui sont chez nous à peu près le seul lieu où l'allaitement des bambins soit reconnu et soutenu. Mais si pour certaines, assister à une réunion mensuelle suffit à les "regonfler" assez pour tenir jusqu'au mois suivant, d'autres vivent mal ce qu'elles ressentent un peu comme une "ghettoïsation" : en-dehors des quelques mères qu'elles rencontrent aux réunions, tout le monde leur serine qu'elles ont tort de continuer.

En effet, et c'est la seconde raison du malaise de ces mères, faire quelque chose "hors-normes" implique d'**être stigmatisé** par toutes les autorités, qu'elles soient médicales, sociales ou psychologiques.

Où qu'elle aille, quoi qu'elle fasse, quoi qu'elle lise, la mère d'un bambin allaité rencontre au mieux l'incompréhension, au pire l'hostilité. Si elle se plaint à son entourage ou à son médecin d'être fatiguée, que pensez-vous qu'elle va avoir comme réponse ? Arrêtez l'allaitement ! Si elle est mère célibataire et qu'elle demande de l'aide aux services sociaux ou qu'elle consulte un psychologue, le fait qu'elle allaite son bambin fera très mauvais effet dans le tableau, c'est le moins qu'on puisse dire ! Si son enfant a plus de mal à se séparer d'elle que le petit voisin, on dira que c'est anormal et que c'est la faute à l'allaitement...[30]

## *Alors, comment bien le vivre ?*

Pour vivre un allaitement prolongé serein, il y a sûrement un certain nombre de choses à faire, et d'autres à ne pas faire.

Tout d'abord, dans la mesure du possible, **ne pas écouter** les commentaires négatifs. C'est évidemment plus facile à dire qu'à faire, lorsqu'il s'agit de sa meilleure amie ou de sa mère qu'on voit trois fois par semaine...

Mais en ce domaine, il y a vraiment un cercle vicieux à renverser. Car plus on écoute les critiques, moins on se sent sûre de soi et de ce qu'on fait... et plus on attire ce genre de critiques ! Alors qu'au contraire, si les autres nous sentent claire dans notre décision, l'expérience montre qu'ils seront moins tentés de s'introduire dans la faille.

Une autre façon de ne pas s'attirer de remarques désagréables, c'est d'être **discret** sur cet allaitement prolongé. A mesure que l'enfant grandit, il devient possible de passer avec lui des petits "contrats" du genre : "On ne tète plus chez mamie, ou chez tante Ursule, ou en-dehors de la maison".

Et même si l'on continue à allaiter en public, il y a moyen de le faire discrètement, à condition de s'habiller en conséquence (plutôt un haut – T.shirt, pull ou sweatshirt – qu'on pourra légérement soulever, qu'une robe à déboutonner entièrement) et d'adopter avec l'enfant un code non compréhensible par l'extérieur pour demander à téter.

Il ne s'agit pas pour autant de raser les murs. Si l'on est assez assurée, il peut être bon de ne pas se cacher pour allaiter un grand. C'est la seule façon pour que ce geste redevienne un jour naturel dans notre société. Et c'est sûrement plus clair pour l'enfant, qui ne comprend pas toujours pourquoi une activité aussi gratifiante devrait rester clandestine...

## *Vous avez dit "autonomie" ?*

Mais la vraie révolution, qui permettra de bien vivre l'allaitement d'un bambin et le genre de maternage qui en découle, c'est de s'affranchir de la vision très répandue à l'heure actuelle qui consiste à survaloriser "**l'autonomie**" précoce de l'enfant : plus il ferait les choses tôt (marcher, parler, être propre, se séparer de sa mère), mieux ce serait.

Il faut dire et redire que cette autonomisation n'est sans doute pas naturelle, que l'enfant de 2 ans n'a pas à être autonome, que ceux qu'on a poussés trop tôt hors du nid risquent de ne jamais savoir vraiment bien voler.

Un enfant qu'on n'a pas laissé être dépendant le temps nécessaire est finalement obligé de se materner lui-même et peut développer ce que les psychologues appellent un "faux-self". En effet le vrai moi, le sentiment d'être soi, une personne indépendante, ne peut se développer que si l'enfant a pu avoir un temps une illusion d'omnipotence sur son environnement, l'impression que c'était sa volonté qui faisait advenir les choses...

C'est sans doute la chose la plus difficile à comprendre, surtout lorsqu'on en est à son premier enfant et qu'on voit les autres enfants du même âge beaucoup moins "accrochés" à leur mère. Comment croire, tant qu'on ne l'a pas vécu, que ces bambins "collants" deviendront des enfants réellement autonomes, indépendants, curieux du monde et de la vie ?[(31)]

## *Du besoin au désir*

Cela dit, il ne s'agit pas non plus de materner et d'allaiter un enfant de 2 ans comme un nouveau-né de 3 semaines.

Et c'est bien ce qu'il y a de plus difficile : savoir faire évoluer la relation d'allaitement avec l'âge de l'enfant. Autant le nourrisson a besoin qu'on réponde sans délai à sa demande, autant, chez un enfant plus grand, la demande de téter est multiforme : faim évidemment, mais aussi consolation après une chute, tranquillisant dans un moment de stress ou de fatigue, moyen de tromper son ennui, etc. C'est alors à la mère de juger au cas par cas de l'opportunité de répondre à cette demande, qui n'est plus toujours de l'ordre du **besoin**, mais de plus en plus de celui du **désir**. Or le désir, c'est bien connu (et même si c'est devenu un cliché) n'a pas à être comblé, ni immédiatement ni intégralement. Car un désir parfaitement comblé rive l'enfant ici et maintenant et l'empêche d'aller voir ailleurs...

La mère peut donc proposer d'autres choses que la tétée : faire un jeu, lire un livre, manger un en-cas, aller se promener...

Cette évolution de la relation est évidemment, pour un premier enfant, compliquée de la difficulté de savoir où et comment mettre des limites (et pas seulement en ce qui concerne l'allaitement !). Mais c'est la condition indispensable pour que la tétée ne devienne pas pour l'enfant un "bouche-trou" (on lui met le sein dans le bec comme on lui mettrait une sucette) qui l'empêche finalement de s'exprimer, et pour la mère une corvée lui donnant l'impression d'être "bouffée", parasitée, réduite à un sein, par son enfant.

C'est aussi la condition indispensable pour que la mère ne devienne pas cette mère toute-puissante et omniprésente, qui évince totalement le **père** en ne laissant aucune place entre le sein et l'enfant.

## *Vers un nouveau maternage*

Beaucoup de mères d'enfants de 2-3 ans ressentent cette impression d'être bouffées, ne supportent plus cette proximité avec l'enfant, cette dépendance réciproque, ces journées en tête-à-tête avec lui.

Ce n'est pas nécessairement leur style de maternage qui est en cause. C'est aussi que la société n'est pas du tout organisée pour aider ces mères. Car hors du circuit "normal" (travail à l'extérieur et garde de l'enfant), elle est complètement livrée à elle-même, sans structures de relais, sans réseaux de soutien qui pourraient permettre de rencontrer d'autres mères avec leurs bambins et éventuellement souffler de temps en temps.

L'enfant de 2-3 ans (et même plus petit) n'est pas fait pour vivre toute la journée en tête-à-tête avec sa mère seule. Et sa mère n'est pas faite pour passer sa journée avec son seul enfant, sans la compagnie et la conversation d'autres adultes.

L'enfant est fait pour être libre d'aller et venir, entre des compagnons de jeu, des activités libres (et non pas toujours programmées par l'adulte) et la possibilité de revenir de temps en temps, quand il le souhaite, à la mère, sa “base arrière”, reprendre de l’énergie et repartir aussitôt de l’avant[32].

Pour l’instant, une telle vision tient de l’utopie. Mais espérons que nous verrons un jour se répandre ce nouveau maternage où tout le monde, parents et enfants, trouvera son compte.

# La "question de confiance"

Lorsqu'on étudie l'histoire de l'allaitement, on s'aperçoit avec étonnement que le manque de confiance dans la capacité des femmes à nourrir totalement leurs bébés de leur lait, "remonte à la plus haute Antiquité"(33).

Sauf peut-être chez les peuples "primitifs", **l'allaitement exclusif au sein n'a pratiquement jamais été la règle** : refus de donner le colostrum considéré comme du "mauvais" lait(34), administration dès les premiers jours de compléments divers et variés censés rendre l'enfant plus "solide" (eau, sucre, miel, tisanes, bouillies, etc.).

C'est évidemment toujours vrai de nos jours, il suffit pour s'en convaincre de regarder les statistiques de l'Organisation Mondiale de la Santé : à 3/4 mois, l'allaitement **exclusif** représente 2% au Nigéria, 2 à 5% au

Ghana et au Sénégal, 7% dans les campagnes brésiliennes, 13% en Tunisie, 12% au Pakistan, 10% au Yémen, 36% en Indonésie, 13% au Sri Lanka[35]. Nul besoin d'ajouter qu'en France, et bien qu'on ne dispose d'aucun chiffre, cela doit avoisiner le zéro, étant donné que pratiquement dans toutes les maternités, on propose des biberons de complément aux femmes qui allaitent.

## *Pourquoi ce manque de confiance ?*

Il est sûr que l'apparition de formules lactées relativement "sûres" n'a fait qu'amplifier le phénomène. Mais elle ne l'a pas créé. Alors d'où vient-il ?

On peut lui trouver de nombreuses explications, tant socio-culturelles que psychologiques.

D'abord sans doute une volonté de se démarquer de l'animal (comme disent certaines femmes : "Je ne suis pas une vache !"), et en ce sens, les compléments seraient la marque de la civilisation, de l'humain !

Ensuite, une peur/jalousie de la femme, de son pouvoir sur l'enfant, des capacités de son corps qui déjà a fait grandir le fœtus. D'où la volonté chez le père, et plus généralement chez les tiers, de s'immiscer dans cette relation (comme disent certains : “Il faut que le père prenne sa place en donnant le biberon”)[36]. Et en ce sens, les compléments seraient le signe de l’avènement du couple et de la famille nucléaire !

Enfin il est évident que l’accouchement et l’arrivée du bébé (surtout le premier) représentent pour chaque femme une telle période de **crise**, de bouleversement, de remise en cause, de nécessaire réajustement, qu’il est bien normal qu’elle doute alors de ses capacités à allaiter, et qu’elle s’angoisse à l’idée d’assurer à elle seule la survie de cet être tout neuf.

Les conditions mêmes de l’accouchement à notre époque, sa médicalisation croissante, font aussi que la femme n’est pas du tout entraînée à faire confiance à son propre corps, à compter sur ses propres forces, mais bien au contraire à **dépendre de machines et de médicaments**. S’en remettre au biberon et au lait en poudre, produits “extérieurs” à elle et “objectivables”, semble logique dans la foulée.

## *Ce qui sape la confiance*

Or, à un moment où la femme aurait besoin d’être entourée, confortée, rassurée sur ses capacités et ses compétences, tout est fait au contraire pour la déstabiliser et la faire douter.

D'abord bien sûr les **biberons de complément**, si souvent proposés de façon systématique. Non seulement, comme on l'a vu plus haut, ils risquent de **créer** des problèmes d'allaitement, mais surtout ils véhiculent le **message implicite** : "De toute façon, vous ne serez pas capable d'allaiter totalement votre bébé".

Toutes les **règles** rigides qu'on édicte quant au nombre et à la durée des tétées, tous les **gadgets** dont on fait croire qu'ils sont indispensables, tout cela entrave un bon démarrage de l'allaitement, contribue à le rendre **fastidieux,** et rend la mère **dépendante** (d'une règle ou d'un ustensile quelconque).

Les remarques plus ou moins bienveillantes de l'entourage familial, le discours "à double entrée" du corps médical, qui valorise l'allaitement maternel tout en soulignant à plaisir ses inconvénients et ses pathologies, tout cela alimente et fait écho aux propres doutes que la femme nourrit elle-même sur ses capacités de nourrice.

## *Comment acquérir cette confiance*

Pour acquérir cette confiance en soi qui est une denrée si précieuse dans le démarrage (et la **poursuite**) de l'allaitement, il est important de **bien s'informer avant** ; s'assurer dans la mesure du possible que les conditions de l'accouchement donneront confiance dans ses capacités à être mère, et non l'inverse comme c'est trop souvent le cas ; savoir vers qui se tourner en cas de problème ; et faire confiance à son enfant.

C'est là que les groupes de mères, tels que les groupes LLL, trouvent toute leur place. En effet, dans l'aide de mère à mère, l'animatrice ne se présente pas comme l'expert, la "spécialiste" qui "sait" et dit ce qu'il faut faire. Au contraire, tout en faisant bénéficier la mère de l'expérience accumulée de centaines de milliers d'autres mères, elle cherche à lui redonner, à elle et au père, le rôle d'experts en ce qui concerne leur propre enfant. En leur disant : "Observez votre enfant, mettez-vous sur sa longueur d'onde, suivez votre cœur, c'est vous qui savez ce qui est bon pour lui".

Contrairement à ce qu'on croit parfois, promouvoir un allaitement exclusif au sein les premiers mois de vie de l'enfant, n'est **pas promouvoir un retour au passé.** Il s'agit au contraire d'une démarche radicalement neuve, susceptible à la fois de donner aux femmes une formidable confiance en leurs capacités et de créer une nouvelle génération, celle des “bébés de l’ère colostrale”[34].

# *Notes*

(1) Chiffres tirés des "certificats du 8° jour", DREES.

(2) En premier lieu La Leche League, BP 18, 78620 L'Etang-la-Ville, Tél. 01 39 584 584. Site Internet : www.lllfrance.org. Pour obtenir la liste de toutes les associations, voir sur le site de la CoFAM : www.coordination-allaitement.org.

(3) Pour ne pas alourdir cet ouvrage, nous avons volontairement limité le nombre de références à ces études. On peut les retrouver, avec beaucoup d'autres plus récentes, dans *Allaiter c'est bon pour la santé*, Jouvence 2003.

(4) "Modulation of rotavirus enteritis during breastfeeding", Am J Dis Child 140 : 1164-68, 1986.

(5) "Prolonged breastfeeding as prophylaxis for recurrent otitis media", Acta Paediatr Scand 71 : 567-71, 1982.

(6) Pour une description de ce cycle et une très bonne synthèse sur les facteurs de protection dans le lait maternel, voir l'article de Jack Newman dans Pour la science n° 220, fév. 1996.

(7) "Does breastfeeding protect against malocclusion ?", Am J Prev Med 1987 ; 3(4) : 227-32.

(8) Quotidien du médecin, 6 nov. 1995.

(9) The Lancet, 10 juin 1995.

(10) "Infant breastfeeding and the risk of childhood lymphoma and leukaemia", Int J Epidemiol 1995 ; 24 : 27-32.

(11)"Breastfeeding as prophylaxis against atopic disease", Lancet, 1995 ; 346(8982) : 1065-9.

(12) Impact Médecin, 31 mai 1994.

(13) Guide de l'alimentation de la femme enceinte, Stock-Laurence Pernoud, 1990.

(14) D'après une étude du Journal of the American Dietetic Association, avril 93, un mois après l'accouchement, les femmes qui allaitent ont perdu plus de poids et de largeur de bassin que celles qui n'allaitent pas.

(15) Layde P.M. et al., "The Independant Associations of Parity, Age at First Full-Term Pregnancy and Duration of Breasfeeding with the Risk of Breast Cancer", Journal of Clinical Epidemiology, 1989 ; 42(10) : 963-73.

J.M. Yuan et al., "Risk Factors for Breast Cancer in Chinese Woman in Shanghai", Cancer Research, 48 (1988) : 1949-1953.

(16) Sowers, Mary Fran et al., "Changes in Bone Density with Lactation", Journal of the American Medical Association, 1993 ; 269(24) : 3130-35.

(17) S.R. Cummings and J.L. Kelsey, "Epidemiology of Osteoporosis and Osteoporotic Fractures", Epidemiologic Review, 7 (1986) : 178-203.

(18) Les hormones de la lactation, l'ocytocine et la prolactine, ont toutes deux des effets sur l'humeur et l'état physique de la mère, et sont semble-t-il des hormones d'"attachement". Voir par exemple S.F. Virden, "The relationship between infant-feeding method and maternal role adjustment", J. nurs. midw., 33 : 31-35 (1988).

(19) "L'Alimentation infantile, bases physiologiques", supplément au vol. 67 du Bulletin de l'OMS, 1989.

(20) Et même dans ce cas, un nombre plus grand de tétées, à la manière traditionnelle, peut aboutir à une lactation tout à fait satisfaisante : il ressort par exemple de travaux effectués en Gambie que le volume total de lait secrété chaque jour par les femmes gambiennes était le même que celui de femmes bien nourries à Cambridge (R.G. Whitehead, Maternal diet, breast-feeding capacity and lactatinal infertility, Cambridge, mars 1981).

(21) Attention : s'il est important de boire suffisamment, se forcer à boire plus qu'à sa soif ne donne pas plus de lait. Certains auteurs pensent même que cela pourrait avoir un effet négatif sur la lactation par interférence avec les mécanismes d'élimination de l'eau dépendant de l'ADH (hormone anti-diurétique).

(22) Ce qui arrive plus souvent qu'on ne croit. Voir par exemple dans *Breastfeeding matters*, de Maureen Minchin, la liste de tous les cas où des lots de lait infantile ont dû être "rappelés" pour cause de contamination, de défaut de fabrication, d'ingrédients en trop grande ou trop petite quantité, etc.

(23) Au passage, plaignons ces pauvres bébés réduits au plat unique plusieurs fois par jour pendant plusieurs mois. Pas idéal pour la formation du goût... Ce n'est sûrement pas un hasard si les goûteurs de vin ont tous été allaités au moins neuf mois !

(24) Mennella J et Beauchamp G, "Maternal diet alters the sensory qualities of human milk and the nursling's behavior", Pediatrics 1991, 88(4) : 737-44.

(25) Attention à prendre en compte toutes les sources possibles de caféine : le café bien sûr, mais aussi le thé, les boissons gazeuses (Coca-cola...) et les médicaments qui en contiennent.

(26) Les immunoglobulines E sont des anticorps qui, trouvés à un taux supérieur à la normale, signalent un état ou un terrain allergique.

(27) Voir les études citées dans "Rethinking current recommendations to introduce solid food between four and six months to exclu-

sively breastfeeding infants", HC Borresen, JHL 11(3), 201-204, 1995. Traduit dans les DA n° 27, p. 25.

(28) "Relation of infant diet to childhood health : seven year follow up cohort of children in Dundee infant feeding study", British Medical Journal 1998 ; 316 : 21-25.

(29) De nombreuses études ont montré que les petits enfants libres de choisir parmi une grande variété d'aliments de bonne qualité, finissent par équilibrer leur alimentation sur la semaine.

(30) Voir au contraire l'étude de Ferguson et al., qui note un lien significatif au niveau statistique entre un allaitement au-delà de 1 an et une meilleure adaptabilité à l'âge de 6-8 ans.

(31) Comme le dit Lowen dans l'ouvrage déjà cité : "Un enfant qui a eu une relation gratifiante avec sa mère réagira avec plus de violence qu'un autre. C'est la raison pour laquelle les nourrissons allaités supportent moins bien les frustrations que les bébés nourris au biberon. Bien que bébé réagisse vivement aux frustrations et que cela puisse poser problème à certains parents, je ne peux que dire : "Tant mieux pour les petits !", car ce n'est sûrement pas en acceptant les frustrations et les séparations qu'un enfant gagne la santé émotionnelle dont il a besoin pour vivre en ces temps difficiles. Tous mes patients déprimés ont tenté de s'adapter à une privation qu'on n'aurait pas dû leur faire subir, et tous ont échoué".

(32) Je pense ici au merveilleux livre de Jean Liedloff, Le concept du continuum. À la recherche du bonheur perdu, Éditions Ambre.

(33) Voir par exemple : Marie-Claude Delahaye, Tétons et tétines, Ed. Trame Way, 1990.

(34) Voir Michel Odent, Votre bébé est le plus beau des mammifères, Albin Michel, 1990.

(35) Voir OMS, Breastfeeding. The technical basis and recommendations for action, Genève, 1993.

(36) D'ailleurs, historiquement, les compléments sont très souvent donnés par le père : par exemple, au Moyen Age, les bouillies qui, comme par hasard, se nomment... papet ou papin !

# La Leche League

La Leche League est une association internationale, à but non-lucratif, destinée à informer, aider et soutenir les mères qui désirent allaiter. A travers un réseau de 230 animatrices réparties sur toute la France, LLL propose une aide téléphonique et des réunions mensuelles d'information.

Les animatrices sont des mères bénévoles qui ont allaité avec plaisir leurs propres enfants et ont suivi une formation pour aider les autres mères qui souhaitent en faire autant. LLL France agit également en direction des professionnels de santé, en leur proposant des formations dans les établissements et des publications.

Si vous voulez avoir plus de renseignements sur l'association, ses publications ou le groupe local le plus proche de chez vous, vous pouvez écrire à :

LLL Info-Service, BP 18, 78620 L'Etang-la-Ville

---

Tél. : 01 39 584 584 (répondeur national)
E.Mail : contact@lllfrance.org
Site internet : www.lllfrance.org

## *Du même auteur :*

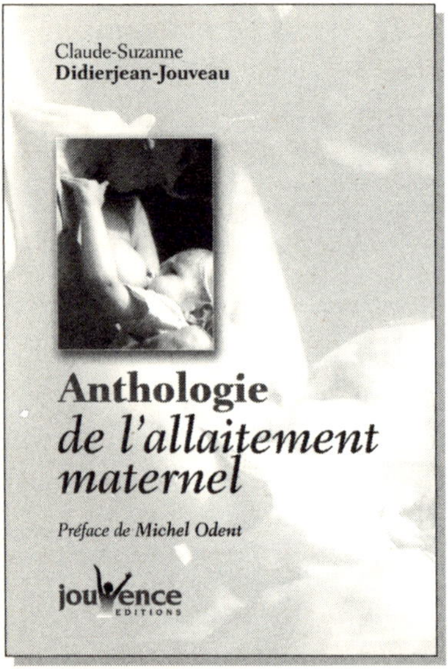


# Anthologie de l'allaitement maternel

*Claude -Suzanne Didierjean-Jouveau*

Une anthologie sur la joie et le bonheur d'allaiter. 135 textes de grands auteurs, précieusement sélectionnés, racontent ce moment extraordinaire de contact entre la mère et l'enfant, et l'expriment sous toutes les formes.Des photos et des dessins renforcent encore l'émotion. Un document admirable à lire et à relire, un hymne à la femme, un cadeau à faire et à se faire.

**144 pages • 14,50 € / 25 CHF**

Achevé d'imprimer sur rotative par l'Imprimerie Darantiere
à Dijon-Quetigny en septembre 2008
N° d'impression : 28-1278 - Dépôt légal : septembre 2004

*Imprimé en France*